Curación por la cebolla

Curación por la cebolla

Editorial Época, S.A. de C.V.
Emperadores No. 185
Col. Portales
03300 México, D.F.

Curación por la cebolla

© Derechos reservados, 2005
© Por Editorial Época, S.A. de C.V.
Emperadores No. 185
Col. Portales
03300-México, D.F.
E-mail: edesa2004@prodigy.net.mx
www.editorialepoca.com.mx
Tels. 56 04 90 72
      56 04 90 46

ISBN-970627394-9

Impreso en México - *Printed in Mexico*

Introducción

La cebolla cruda es un producto medicinal extraordinario, además de servir de excelente condimento en todas las ensaladas. Algo que se debe considerar es, que entre más picante la cebolla, más medicinal resulta.

La cebolla puede comerse cruda, asada o cocida. Y en cualquiera de sus formas combate numerosas enfermedades tales como el reumatismo, gota, bronquitis, ciática, várices, inflamación del hígado, disnea, hemorroides, furúnculos, males de garganta, urticaria, nefritis, tifus, sífilis, anemia, pérdida de la memoria, hipertensión, diabetes, jaquecas, fiebres, etcétera.

Hay más de 50 clases de cebollas, pero en el jugo de la mayoría de ellas, por no decir en el de todas, no puede vivir ninguna bacteria mortífera ni vibrión por activo que sea. Del líquido que puede extraerse de las cebollas ralladas resultan propiedades bactericidas que no pueden igualar ni los mejores sueros que existen.

Este jugo maravilloso puede usarse para preparar infinidad de alimentos y efectos curativos. Es conocido como sulfuro de alilo, al que se debe aquel olor volátil que las caracteriza y que a tantas cocineras las hace llorar. Las cebollas, por el alilo, desinfectan y por el azufre curan, siendo óptimo remedio en numerosas enfermedades.

La esencia de la cebolla cruda en la sangre, destruye y aniquila la materia purulenta, bacterias y microbios que se han depositado en ella. Conviene advertir, sin embargo, que para tener este efecto microbicida y desinfectante se ha de comer la máxima cantidad de cebolla cruda.

En esta pequeña obra usted encontrará los mejores remedios contra enfermedades comunes, además de conocer la mejor manera de eliminar la celulitis y estrías, manteniendo una piel sana. Si usted no encuentra la solución a algún padecimiento, sólo basta decir que debe usted consumir grandes cantidades de cebolla en ensaladas aderezadas con jugo de limón; verá como no hay mejor remedio, tan sencillo y eficaz.

La cebolla

La cebolla es una hortaliza cuyo nombre científico es *Allium cepa*. Este antófito procede de Asia; pertenece a la familia de las liliáceas. Fue llevada a Europa y posteriormente se diseminó por todo el mundo. Crece en las huertas y su raíz bulbo es un comestible mundialmente conocido.

Es una planta vivaz y bulbosa; tiene generalmente de unos 60 a 80 centímetros de altura, es hueca, fusiforme e hinchada hacia la base; sus hojas son fistulosas o cilíndricas, con flores de color blanco verdoso en umbela redonda, y raíz fibrosa que nace en un bulbo esferoidal, blanco o rojizo, formado de capas tiernas y jugosas, de olor fuerte y de sabor más o menos picante. La tierra que más le conviene para su cultivo ha de ser suelta, de sustancias y beneficiada con estiércol, extensa de humedad.

Las variedades hortícolas de la cebolla son muy numerosas, pero las más conocidas son:

- Blanca tardía.
- Blanca de la reina.
- Blanca francesa temprana.
- Colorada de conserva niort.
- Morada de amposta.
- Valenciana.
- Amarilla de las virtudes.
- Babosa temprana.
- Cebollitas de vinagre o de conserva.

Las cuales a su vez se dividen en dos grupos:

1. De verano.
2. De invierno.

Estas últimas, al ser recolectadas, se deben limpiar con un paño seco y luego se lavan con agua y sal. Se introducen en tarros de cristal con vinagre y se tapan.

El cultivo de la cebolla exige climas templados y suelos permeables y arenosos. Para este fin se cava bien

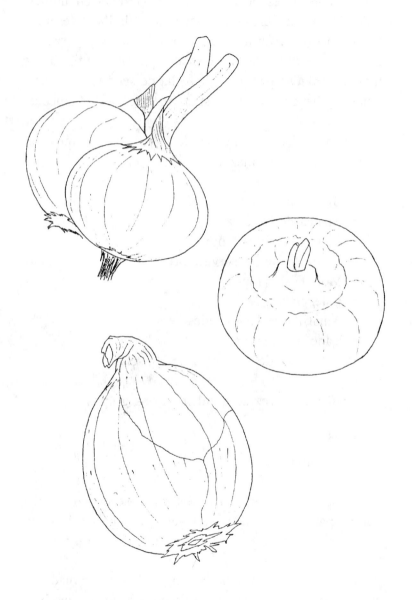

el terreno y se esparce la simiente al voleo o a chorrillo en surcos que disten cuatro o cinco dedos entre sí. Los semilleros deben regarse frecuentemente con regadera antes de que brote la semilla, y con riegos de pie cuando las plantas puedan resistirlo. Se recolectan cuando se agostan las hojas de las plantas, y una vez arrancadas las cebollas y limpias de la tierra que tengan pegada, se dejan expuestas al sol durante cuatro o seis días y se guardan en paraje seco.

Pero volviendo a los grupos de cebollas, es importante destacar que el cultivo de verano consiste en sembrar la semilla en primavera, para recoger los bulbos a finales de verano. El de invierno consiste en sembrar la simiente en otoño y recogerla en invierno.

Propiedades

La cebolla es uno de los pocos vegetales con gran cantidad de propiedades, dentro de las cuales destacan:

- Ácido acético
- Ácido volátil sulfurado
- Ácido fosfórico
- Azúcares
- Sustancias albuminoides
- Goma lacrimógena
- Fosfato de cal
- Vitamina A
- Vitamina B_1
- Vitamina C
- Vitamina D
- Vitamina E
- Celulosa
- Hierro
- Potasio
- Sodio
- Magnesio

La cebolla se utiliza en el tratamiento de todas las enfermedades inflamatorias e infecciones, como pueden ser: gripe, amigdalitis, flemones, pleuresía, tos, ronquera, sarampión, viruela, escarlatina, fiebre palúdica, pulmonía, herpes labial recurrente, etc. Además de poseer propiedades estimulantes, vermífugas, expectorantes, diuréticas, afrodisíacas, digestivas, emolientes, oxidantes, desinfectantes, neutralizantes, antirreumáticas, alcalinizantes, depurativas y antifebrífugas.

La cebolla como condimento

Los condimentos y las especias son sustancias que se añaden a los alimentos para realzar su sabor. Los antiguos egipcios apreciaban el ajo y la cebolla. En la Edad Media gustaba especialmente el ajo; algunos historiadores aseguran que el intenso olor a ajo de los cruzados espantaba a los musulmanes. En general se ha utilizado ampliamente en todos los países ribereños del Mediterráneo y en extensas zonas de América debido a que tiene múltiples propiedades terapéuticas:

- Contra la hipertensión.
- Contra el reuma.
- Contra los parásitos intestinales.

La cebolla por su parte, próxima al ajo, no es menos eficaz, ya que es ampliamente recomendada como:

- Diurética.
- Ideal contra la hidropesía.
- Para las infecciones genitourinarias.

• Los edemas.
• Las afecciones respiratorias.

Incluso en Rusia, en la década de los 80, se realizaron grandes experimentos para comprobar que la cebolla ayuda como antibiótico.

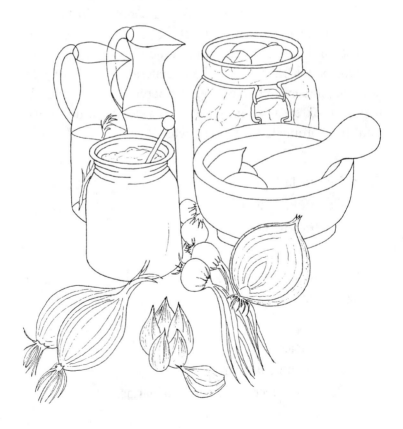

¿Por qué y cómo consumir cebollas?

La cebolla resulta más medicinal cuanto más picante sea. Al igual que el ajo, la cebolla cruda posee grandes propiedades curativas, por ejemplo, contra la bilis, fluidificando y normalizando las secreciones pancreáticas y hepáticas. También actúa como un gran refrescante y desinflamante al combatir la flora microbiana intestinal.

Para el mejor efecto curativo, N. Capo recomienda comer la cebolla con los siguientes alimentos:

- Lechuga y limón.
- Tomate y ajo.
- Calabaza, rábano y limón.
- Ajo, escarola y limón.
- Col, ajo y limón.
- Rabanitos y limón.
- Acelgas y limón.
- Apio y limón.
- Pimiento y pepino.
- Zanahoria y limón.

Como nuestro paladar es una antena de hábitos, conviene irlo adaptando poco a poco al sabor de la cebolla. Algunas personas no toleran la acidez de la cebolla, en estos casos puede desacidificarla de la siguiente manera:

1. Dos horas antes de comerla, corte en rodajas bien finitas 2 o 3 cebollas grandes.
2. Coloque en una fuente cubierta de agua fría con un poco de sal o limón y unas hojas de menta picada.
3. Deje reposar 2 horas, tire el agua una vez transcurrido el tiempo.
4. Vuelva a colocarle agua, como para lavarla, deje reposar otros 2 minutos. Vuelva a tirar el agua.
5. La cebolla para entonces estará dulce y dispuesta para ser digerida.

De esta manera, la cebolla estará completamente sin ácidos y servirá para irse acostumbrando poco a poco a comerla cruda, porque al ser su gusto muy suave casi cambia de sabor. Muchas personas se han acostumbrado así a comer cebolla cruda, que antes les repugnaba.

No obstante, diremos que también es buena, aunque no tan medicinal, para la salud general del cuerpo. Hay quienes quitan la acidez de la cebolla de la siguiente manera:

1. Pele y corte 3 cebollas en trozos pequeños.
2. Lávela con agua caliente, coloque en un recipiente con agua fresca, un poco de sal y un chorro de vinagre.

3. Deje reposar un par de horas. Por último, al momento de comerla se lava bien con agua fresca.

Y aunque reiteramos que este método no es el más recomendable, si usted decide hacerlo, podemos sugerirle que complemente esta cebolla con ajo y un poco de limón.

En conclusión, la cebolla cruda es un producto medicinal extraordinario, además de servir de excelente condimento en todas las ensaladas. No debemos olvidarnos que cuanto más picante, más medicinal resulta.

Puede comerse cruda, asada o cocida. En cualesquiera de sus formas combate numerosas enfermedades. La cebolla es el mejor remedio estomacal que se conoce, y combinada con el ajo y el jugo de limón, da al que la ingiere una salud que parece verdaderamente milagrosa. Por ello le recomendamos ingerir mucha cebolla.

La cebolla
en la dieta diaria

Es importante considerar los peligros que acarrea una alimentación impropia y antinatural. El abuso de alimentos demasiado sólidos da lugar a una digestión forzada, provoca sed, recarga el trabajo de los riñones, la orina es quemante, ensucia la sangre y fomenta el desequilibrio metabólico.

El abuso de los alimentos líquidos arrastra las sales naturales de la digestión, recarga el trabajo renal, fomenta la hidremia y debilita los glóbulos blancos de la sangre, favoreciendo en esta forma la facilidad para el contagio.

El abuso de los alimentos plásticos es la causa del artritismo moderno: reuma, gota, eczema, várices, nefritis, hemiplejías, neuralgias, etcétera.

Por otra parte, no hay que olvidar que los alimentos cocidos, cuanto más agradan al paladar debido a la condimentación, más difíciles son de digerir y más perjudiciales son para nuestro organismo.

Y por el contrario, los alimentos crudos, cuanto más agradan al paladar y a la vista, más fáciles son de digerir y de asimilar, por cuya razón mantienen el cuerpo sano con una sangre limpia y una mente despejada.

De esta manera, de la alimentación depende, no sólo la salud física, sino también el buen funcionamiento del cerebro, de la inteligencia y del carácter.

En la Edad Media las personas que padecían de gota, decían que la cebolla era lo mejor que Dios había puesto en el mundo para bien de los enfermos. Hoy en día, no tiene por qué cambiar dicha teoría; por el contrario, gracias a que podemos comprobar con mayor facilidad su efectividad, debemos complementar nuestros alimentos diarios con una gran cantidad de cebollas, ya que éstas son uno de los dones más provechosos que nos dio la naturaleza.

Debemos entender que la causa de toda enfermedad siempre es la misma: la falta de armonía en el desarrollo o perturbación de las relaciones del hombre con la naturaleza; es decir, la manera viciosa y funesta de vivir.

La enfermedad es siempre un efecto, nunca una causa, que está siempre en la conducta del hombre. Y nace siempre si falta alguna de las condiciones de salud. El estado de la enfermedad se manifiesta siempre con más intensidad cuando es originado por errores de dieta.

Tratamientos
para enfermedades

Alcoholismo

No todas las personas que toman bebidas alcohólicas se convierten en alcohólicos, pero hay ciertos tipos de bebedores en los que ya se reconoce al futuro alcohólico. Además, esta enfermedad es más frecuente en personas con ciertas profesiones o trabajos.

En algunos casos la depresión u otras formas de trastorno mental pueden constituir la base de un alcoholismo aparente. En las personas con tales trastornos, el tratamiento de la depresión puede suprimir la necesidad de recurrir al abuso del alcohol.

Hay ciertas actividades que predisponen más que otras al abuso del alcohol, en especial las que exigen relaciones sociales y originan grandes tensiones. Un signo de alarma es cuando las personas que beben demasiado niegan o mienten sobre la cantidad consumida. También lo es aquel que toma bebidas antes y después de alguna actividad que produzca estrés, ya sea en el trabajo, el colegio, etc. Otras personas beben en grandes cantidades durante varios días olvidándose de todo, por lo que terminan con problemas de salud y hasta legales.

El alcoholismo es físicamente autodestructivo y puede dar lugar a otras formas de enfermedad: *delirium tremens*, convulsiones, insuficiencia cardiaca, enfermedades musculares, miopatías, cirrosis y neuritis. Pero no sólo eso, sino que además se pierde eficiencia en el trabajo, y muchas de las veces las relaciones familiares se rompen a causa de esta enfermedad.

Cómo aliviar

La cebolla nos ayuda a repudiar el sabor de las bebidas alcohólicas. Sólo debemos sazonar 2 cebollas cortadas en finas rodajas con 6 dientes de ajo finamente picados y el jugo de medio limón. Consuma cuando sienta la necesidad de tomar alcohol, de esta manera sus papilas gustativas inmediatamente reaccionarán al sabor de la bebida alcohólica, que será tan desagradable que la hará a un lado.

Amigdalitis

La amígdala es una masa de tejido linfoide esponjoso en forma de almendra. Las dos amígdalas palatinas están situadas a la entrada de la faringe, una de cada lado, por debajo del paladar y por encima de la base de la lengua. La amígdala lingual es una masa similar de tejido linfoide que se encuentra situada sobre la parte trasera de la lengua y que, con las vegetaciones adenoides y las amígdalas, forma un anillo de tejido linfoide que protege la entrada de la garganta. Las amígdalas y las vegetaciones adenoides se hacen más pequeñas al ir creciendo los niños.

Las amígdalas desempeñan dos funciones:

1. Atrapan y destruyen los microorganismos que entran en la garganta.
2. Participan en el sistema de inmunidad del organismo mediante la producción de anticuerpos.

El trastorno más común que las afecta es la amigdalitis, que es la inflamación de las amígdalas, que puede ser causada por una infección vírica o por estreptococos. Suele aparecer casi siempre durante la primera etapa de la niñez.

Los síntomas de enfermedad son: dolor de garganta, dificultad en la deglución, dolor de cabeza y fiebre alta. En niños muy pequeños los síntomas se acompañan con dolor abdominal, vómitos y diarrea.

Cómo aliviar

La cebolla cura la amigdalitis gracias a su poder anti-inflamatorio y antiinfeccioso. Licue una cebolla, se coloca en un recipiente y se le agregan 2 cucharadas soperas de azúcar negra. Se deja reposar. Tome una cucharada del jugo resultante cada media hora. Alterne el tratamiento consumiendo al día 2 platos de sopa de cebolla.

Para estimular el apetito

El apetito es el deseo normal de satisfacer la necesidad de alimentarse. Sin embargo, no se debe confundir con el hambre, que supone una sensación más intensa. Muchos trastornos patológicos se acompañan de pérdida del apetito. Toda persona que tenga pérdida del apetito y del peso corporal durante más de 2 semanas debe consultar al médico. Sin embargo, no es necesario esperarse tanto tiempo para comenzar a estimular el apetito con algunos remedios naturales.

Ciertos estados mentales como la depresión o el estrés causan pérdida o exacerbación del apetito. Por ejemplo, la anorexia nerviosa, que aparece casi siempre en los adolescentes, hace que se nieguen a comer. El rechazo de la comida por un niño no siempre se debe a la pérdida del apetito, sino a deseos de contrariar a los padres. Es posible controlar el apetito por medio de fármacos, pero puede resultar muy peligroso y requiere la atención del médico. Por ello le recomendamos utilizar la cebolla como aperitivo.

Cómo aliviar

Prepare una sopa de cebolla. Si no sabe cómo cocinarla, a continuación le damos la receta más sencilla.

Ingredientes:

2 cebollas grandes cortadas en rodajas
3 cucharadas de mantequilla o margarina

un litro de consomé
2 cucharadas de queso rallado (opcional)
sal y pimienta al gusto

Cómo preparar:

1. En una sartén caliente la mantequilla, agregue la cebolla y deje dorar hasta que quede transparente.
2. Aparte, caliente el consomé. Vierta en él la cebolla ya sancochada.
3. Deje hervir durante 5 minutos.
4. Por último, al servir espolvoree con el queso, o bien agregue si lo prefiere 6 gotas de jugo de limón.

Bronquitis

Inflamación de los bronquios, los conductos por los que pasa el aire a los pulmones, que puede ser aguda o crónica y aparece con frecuencia tras un catarro común o una infección de nariz y garganta. Los síntomas son: fiebre ligera de 37 a 38ºC, con tos irritativa seca que origina una expectoración espesa de color amarillo al cabo de dos o tres días. En esta fase, con frecuencia remite la fiebre y disminuye el dolor al toser, pero a pesar de esta mejoría, suele persistir una tos ligera durante una o dos semanas.

El paciente debe permanecer en cama en una habitación templada y con ambiente húmedo, haciendo inhalaciones frecuentes con un vaporizador para ablandar la mucosidad infectada; deben ingerirse bebidas calientes, ya que ayudan a expectorar, eliminando las flemas y previniendo la deshidratación. En caso de que empeore el cuadro y aumente la fiebre, debe consultarse al médico.

Cómo aliviar

El consumo frecuente de cebolla nos permite descongestionar las vías respiratorias. El siguiente remedio le ayudará a curar por completo la bronquitis.

Prepare una infusión hecha a base de 5 gramos de hojas de malva, 5 gramos de borraja, una manzana cortada en trozos pequeños y un litro de agua. Deje hervir. Retire del fuego. Agregue una cucharada de jugo de cebolla y el jugo de un limón. Tome varias tazas, principalmente una antes de ir a la cama.

Calambres

Es una contracción brusca involuntaria, con frecuencia dolorosa, de un músculo o de un grupo de músculos. La parte afectada puede endurecerse y agarrotarse. Los calambres abdominales se denominan a veces cólicos. Estas contracciones pueden producirse tras un ejercicio prolongado y en las personas ancianas por la noche, afectando por lo general a los músculos de las piernas. También pueden aparecer al comienzo de la menstruación.

Las causas de los calambres no se conocen bien, pero en algunos casos pueden deberse a pérdidas de sal por una sudoración o diarrea excesivas, o a una mala circulación sanguínea. Como las causas apenas se conocen, no existe un tratamiento único para aliviarlos; sin embargo, la cebolla nos ayuda a que los músculos se relajen, propiciando su pronta sanación.

Cómo aliviar

Antes y después de realizar este tratamiento debe evitar los enfriamientos. Licue 2 cebollas de buen tamaño. Coloque esta pasta en las partes afectadas. Deje actuar durante una hora y enjuague con agua fría.

Calvicie

Pérdida de pelo que ocurre de manera natural al envejecer. La calvicie comienza por lo general en las sienes o en la coronilla. La tendencia a ser calvo se hereda y la edad de comienzo y la forma que adopta son a menudo similares en generaciones sucesivas. No existe ningún método para prevenir la aparición de la calvicie, sin embargo, está comprobado que el jugo de cebolla le ayuda a evitar la caída del cabello y estimula a la vez su crecimiento.

Cómo aliviar

Corte y licue una cebolla grande, cuele y con el jugo resultante dé un masaje al cuero cabelludo; deje actuar durante toda la noche y por la mañana enjuague con agua tibia. Este método le ayudará a eliminar también la caspa.

Nota: Puede utilizar una gorra de baño para evitar que el jugo se escurra. Realice el tratamiento dos veces por semana.

Debilidad sexual

La sensación de pérdida total o parcial del deseo sexual es ocasionado por diversos factores que pueden ser el estrés, la depresión, el cansancio, etc. La cebolla posee propiedades afrodisíacas que ayudan a recuperar y estimular el deseo sexual.

Cómo aliviar

Corte en finas rodajas un cuarto de cebolla, añádale el jugo de 2 limones y una cucharada de aceite de oliva. Consuma cada vez que sienta que el deseo se está extinguiendo.

Diabetes

Denominación de ciertos trastornos metabólicos, que son generalmente graves. Sin embargo, el término suele aplicarse para referirse a la diabetes mellitus, que es una de las dos formas fundamentales; la otra es la diabetes insípida.

Diabetes mellitus

Se caracteriza por trastornos de la regulación de la concentración de azúcar en la sangre. Un elemento clave en la regulación del nivel de azúcar es la hormona insulina, que se segrega en unas células especiales (la beta) de un área del páncreas conocida como islotes de Langerhans. La diabetes se debe a la falta de insulina o a la incapacidad de los tejidos de aprovechar la insulina apropiadamente. No obstante, la causa fundamental de la diabetes se desconoce.

En raras ocasiones la diabetes de tipo juvenil se desarrolla tan rápidamente que la víctima entra en coma antes de que se haya producido otro síntoma. Los síntomas generales de la diabetes son, entre otros, aumento de frecuencia de la micción y sensación persistente de sed. En la diabetes de tipo juvenil estos síntomas suelen acompañarse de debilidad y pérdida del apetito. Algo que nos ayuda considerablemente a controlar la diabetes es una dieta baja en carbohidratos y calorías, y por supuesto, un té hecho a base de cebolla.

Diabetes insípida

Es la enfermedad resultante de un desequilibrio hormonal que hace que los riñones sean excesivamente activos o los vuelve incapaces de reabsorber el agua que les llega desde la sangre. Una persona afectada por el trastorno orina en exceso y tiene una sed atroz. Éstos son también los síntomas de la diabetes mellitus, pero por lo demás, los dos trastornos no están relacionados.

La diabetes insípida aparece en general debido a la falta de vasopresina, una hormona antidiurética que controla la excreción de orina del organismo. La hormona se produce en el hipotálamo, y se almacena y secreta en la glándula pituitaria. La secreción normal de vasopresina puede alterarse por enfermedades o lesiones de la glándula pituitaria o del hipotálamo. Otras causas de diabetes insípida pueden ser enfermedades como encefalitis, meningitis y sífilis. En casos muy raros, la causa es un defecto en la capacidad de los riñones para retener el agua.

Cómo aliviar

Antes de ir a la cama tome una taza del té preparado con 5 gramos de hojas de malva, 5 gramos de borraja, una manzana cortada en trozos pequeños y un litro de agua. Deje hervir, retire y endulce con una cucharada de miel de abeja, añada una cucharada de jugo de cebolla y el jugo de un limón.

Le recomendamos, además de esto, consumir grandes cantidades de cebolla cruda en ensaladas verdes.

Difteria

Enfermedad infecciosa aguda causada por el bacilo *Coryneacterium dipteriae.* Esta bacteria crece en general en las membranas de la nariz y de la garganta, pero puede afectar otras membranas mucosas y en ocasiones infectar la piel. La difteria es actualmente una enfermedad poco frecuente, debido a una vacunación en contra de ella. Se da con mayor frecuencia en niños menores de 10 años.

La enfermedad suele contagiarse por las gotas aéreas que se expulsan con la respiración o la tos de la persona infectada. Como consecuencia, puede propagarse con extrema rapidez. El bacilo de la difteria puede transmitirse por medio de un portador. La persona que es inmune a la enfermedad no tiene síntomas y tal vez desconoce que la porta.

El periodo de incubación de la difteria es de 5 días. Este periodo es variable y pueden aparecer los síntomas un día después del contagio. El comienzo es brusco, con dolor de garganta y fiebre acompañada de sensación progresiva de enfermedad y debilidad. Un síntoma típico es la presencia de una membrana gruesa, blanquecina, en forma de costra en la parte posterior de la garganta. Los tejidos inflamados producen dolor con posible tumefacción de los ganglios linfáticos del cuello, pero la infección no se extiende más. Si la membrana costrosa obstruye la respiración, se debe acudir al médico de emergencia para evitar la asfixia. Otras complicaciones se deben a la toxina producida por la bacteria infectante, que puede dañar los nervios, el músculo cardiaco y los riñones.

Cómo aliviar

La cebolla cura la difteria gracias a su poder antiinfeccioso. Sólo debe aplicar en el pecho cataplasmas hechas a base de una cebolla finamente picada y 2 cucharadas de aceite de oliva.

Trastornos digestivos

El elemento sulfurado de la cebolla aumenta la secreción del jugo gástrico, facilitando la digestión, y por tanto, todos los trastornos digestivos desaparecen.

Cómo aliviar

Consuma una cebolla ya sea en ensalada o con un poco de limón; ésta debe estar cruda.

Disnea

La característica esencial de este malestar es la respiración dificultosa; esta dificultad puede aparecer sin ejercicio físico excesivo. Es síntoma frecuente de enfermedad, o una reacción normal ante un ejercicio superior al habitual, como puede ser una actividad física vigorosa. El resultado normal del ejercicio físico es un aumento del bióxido de carbono en la sangre, que hace que se acelere la frecuencia respiratoria para conseguir su eliminación a través de los pulmones.

Son muy diversos los trastornos pulmonares, como el asma o la neumonía, que pueden originar una respiración dificultosa. Las personas con problemas cardiacos padecen a menudo dificultades respiratorias; también un grado de anemia moderado puede dar lugar a tales dificultades tras el ejercicio.

Cómo aliviar

La cebolla cura la disnea debido a que su aceite esencial sulfurado actúa sobre la mucosa respiratoria facilitando la respiración. El tratamiento se divide en dos partes, que son:

1. Pique finamente una cebolla de regular tamaño, añádale 2 cucharadas de aceite de oliva. Coloque en el pecho durante una hora.
2. Aparte, licue una cebolla (sin agregarle agua). Consuma una cucharada cada hora de esta pulpa hasta que desaparezca la enfermedad.

Edemas

Es una hinchazón local o generalizada debida a la retención de líquido de los tejidos corporales. El edema puede ser causado por una mala circulación, insuficiencia del sistema linfático para drenar líquidos, determinadas enfermedades y trastornos, una combinación de estos factores, la retención de sal provocada por enfermedades cardiacas o renales, una reducción de la cantidad de proteínas que puede aparecer como resultado de cirrosis, nefritis crónica o toxemia del embarazo. El edema localizado puede ser debido a una lesión o infección del área afectada.

Cómo aliviar

La cebolla nos ayuda a eliminar los edemas gracias a su poder desinflamatorio. Sólo tiene que colocar en la parte afectada rodajas de cebolla, las suficientes como para cubrir toda la zona. Deje actuar durante una hora y retire sin enjuagar. Repita la operación por lo menos 3 veces al día.

Escarlatina

Es una enfermedad infecciosa producida por la toxina de una bacteria denominada estreptococo betahemolítico del grupo A. Puede surgir después de una faringitis o de una amigdalitis aguda, y transmitirse mediante gotas de saliva infectada presentes en el aire.

Por lo general, los síntomas tardan de 3 a 5 días en aparecer. El paciente es portador mientras las bacterias se encuentran todavía en la nariz y garganta, periodo que puede durar de 2 a 3 semanas. Algunas personas se hacen portadoras de la infección durante varios meses.

Los síntomas de la escarlatina son: fiebre, dolor de garganta, vómito, diarreas y dolores de cabeza intensos. A los 2 días de contraer la infección comienzan a brotar manchas rojas pequeñas que afectan inicialmente el cuello y el tórax y se diseminan rápidamente al resto del cuerpo y las extremidades.

Es natural el enrojecimiento de la cara con excepción del rededor de la boca. La superficie de la lengua se encuentra cubierta de manchas rosadas pequeñas que sobresalen de un fondo blanco lechoso. Las erupciones desaparecen a los 3 o 4 días de tratarse el paciente y con ellas los demás síntomas.

Cómo aliviar

La cebolla cura la escarlatina gracias a su poder anti-infeccioso y antifebrífugo. Para ello debe preparar una infusión hecha a base de 50 gramos de borraja, 50 gramos de malva, una manzana cortada en trozos y un litro de agua. Deje hervir. Retire y endulce con una cucharada de miel de abeja; añada una cucharada de jugo de cebolla y el jugo de un limón. Beba una taza justo antes de ir a la cama.

Flemones mandibulares

Proceso inflamatorio difuso de partes blandas de topografía variable. Es un proceso supurativo en el que se colecta pus en la parte faríngea por detrás de las amígdalas.

Cómo aliviar

Gracias a su poder desinflamatorio, la cebolla cura por completo la aparición de estos flemones. Sólo tiene que cortar en rodajas una cebolla de buen tamaño, hervir en un litro de agua y beber como agua de uso hasta que desaparezca el flemón.

Gripe

Infección vírica aguda causada por algunos de los diversos virus estrechamente relacionados. Existen tres grupos fundamentales de estos virus que se llaman A, B y C. Las infecciones causadas por el virus A suelen ser más graves y duran más tiempo que las causadas por el resto de éstos. Las grandes y extensas epidemias de gripe suelen ser causadas por alguna cepa del virus A.

Tras un periodo de incubación de 2 días hay un comienzo brusco de temblor, y a veces escalofríos, dolor de cabeza, debilidad, cansancio, dolor muscular, irritación de garganta y tos seca dolorosa. Al inicio de la enfermedad pueden ser comunes los vómitos y aversión a la luz y al ruido.

A medida que progresa la enfermedad, la tos es menos seca y dolorosa debido a la producción de esputo. Si no hay complicaciones de fiebre suele durar 5 días. La recuperación es generalmente rápida y sin recaídas, aunque puede acompañarse de debilidad y depresión.

La gripe disminuye la resistencia del cuerpo a la infección y el paciente es vulnerable a la invasión de otros microorganismos que causan infecciones secundarias en la garganta, senos nasales y oídos. Al aparecer estas complicaciones relativamente leves, los síntomas iniciales de la gripe se intensifican y pueden acompañarse de bronquitis, tos persistente o neumonía. Esta enfermedad debe tratarse como cualquier otra de tipo febril, es decir, guardar reposo y tomar muchos líquidos hasta que se consiga la recuperación.

Cómo aliviar

La cebolla descongestiona las vías respiratorias, permitiendo que la gripe sane rápidamente. Para ello prepare una infusión hecha a base de 50 gramos de malva, 50 gramos de borraja, una manzana cortada en trozos pequeños y un litro de agua. Deje hervir, retire del fuego, endulce con una cucharada de miel de abeja, una cucharada de jugo de cebolla y el jugo de un limón por taza. Beba dos veces al día, principalmente antes de ir a la cama y por las mañanas.

Trastornos hepáticos

El hígado es un órgano complejo, vulnerable a infecciones, intoxicación, anomalías metabólicas, obstrucción y enfermedades carenciales; además, es muy susceptible al exceso de alcohol.

Muchos de estos problemas no tienen síntomas hasta llegar a un periodo avanzado, ya que el hígado dispone de grandes reservas. La infección del hígado produce aumento del volumen en el órgano con un dolor en la parte superior derecha del abdomen. Los trastornos hepáticos generalmente son indoloros. El primer síntoma en la mayoría de las enfermedades es la ictericia, que se hace presente cuando el pigmento biliar se acumula en la sangre; esto se debe a la incapacidad del hígado para metabolizarla o a la obstrucción del flujo de bilis del hígado al intestino.

Si se obstruye la vena porta hepática, se acumula líquido en el peritoneo. A este padecimiento se le llama ascitis, el cual produce tensión abdominal. Esta obstrucción produce algunas veces várices en la parte inferior del esófago, que al romperse provocan vómitos de sangre, los cuales se conocen con el nombre de hematemesis, y con presencia de sangre en las heces fecales conocidas como melena. La pérdida súbita de sangre y proteínas procedentes del intestino que no fueron filtradas por el hígado puede producir encefalopatía hepática. Entre sus causas se hallan la cirrosis y la hepatitis vírica aguda que se debe a infecciones o intoxicación.

Los síntomas del padecimiento incluyen confusión, movimientos de aleteo en las manos y falta de coordinación. El paciente puede entrar en coma y morir.

Otra enfermedad a tener en cuenta es el cáncer de hígado. Los tumores hepáticos en ocasiones son malignos y se producen por la propagación de un cáncer de alguna otra parte del cuerpo; sin embargo, en algunos casos el tumor se origina en el hígado y se denomina como hepatoma. Los hepatomas son más frecuentes en los pacientes que padecen cirrosis producida por el alcoholismo o deficiencia nutricional.

La cebolla mantiene el hígado descongestionado y por tanto libre de todo tipo de trastorno hepático, ya que su aceite esencial sulfurado facilita el proceso digestivo.

Cómo aliviar

Debe ingerir grandes cantidades de cebolla ya sea en ensaladas, en caldos, en sopas, con carnes, etc. Le recomendamos preparar dos veces por semana una cebolla en rodajas con aceite de oliva y el jugo de un limón.

Hidropesía

Denominación arcaica de retención excesiva de líquidos en el organismo. Actualmente se denomina como edema, que es una variedad de urticaria con hinchazón irritativa en cualquier parte del cuerpo. Se cree que el edema se debe a una reacción alérgica contra un determinado alimento o fármaco. Generalmente no es grave, a menos que invada la cavidad bucal, garganta y laringe, pudiendo obstruir las vías respiratorias.

Este exceso de líquido puede ser el resultado de diversas situaciones como falta de circulación en la sangre, insuficiencia del sistema linfático para drenar líquidos, enfermedades o trastornos y una combinación de estos factores.

Otras causas del edema son la retención de sal provocada por enfermedades cardiacas o renales y la reducción de la cantidad de proteínas que puede aparecer como resultado de cirrosis. El edema localizado puede ser debido a una lesión o a una infección del área afectada.

Cómo aliviar

La cebolla alivia la hidropesía o edema gracias a su poder desinflamatorio. Para ello sólo tiene que preparar una infusión con una cebolla morada cortada y machacada en medio litro de leche fría. Deje reposar y beba dos tazas, una por la mañana antes del desayuno y la otra antes de ir a la cama.

Mareos

Náuseas y vómitos causados por movimientos violentos o repetidos del cuerpo. El mareo puede ir precedido de sudoración, dolor de cabeza y fatiga. Es más frecuente en los niños, y a menudo desaparece con la edad, cuando los conductos semicirculares del oído interno se vuelven menos sensibles a los movimientos o a algunos medios de transporte como aviones, autos o barcos; también puede ser debido a algunos medios mecánicos de entretenimiento.

Cómo aliviar

La cebolla quita de inmediato los mareos. Corte una cebolla mediana por la mitad, coloque cada una de las partes en las axilas. Verá cómo el fuerte olor de la cebolla le ayudará a eliminar todo tipo de mareo sin importar la causa.

Mordeduras y picaduras

La cebolla actúa como contraveneno sin importar si la mordedura o picadura fue leve o intensa, y tampoco de qué animal provino.

Cómo aliviar

Corte una cebolla por la mitad, macháquela y colóquela en la parte afectada; esto le ayudará a eliminar todo veneno, incluso si es de algún animal ponzoñoso como víbora, alacrán, araña capulina o viuda negra, tarántula, etc. El jugo de la cebolla le ayudará a que el veneno se disipe, permitiendo prolongar el tiempo para suministrarle algún antídoto a la víctima.

Parásitos intestinales

Son conocidos como endoparásitos, entre los que destacan los distomas y gusanos intestinales. Estos parásitos viven dentro de sus huéspedes; algunos de ellos son portadores de enfermedades o pueden provocarlas.

Los cestodos infestan el intestino comprendiendo la *taenia saginata* o gusano de la calle. El cestodo más común en el hombre es el del ganado vacuno. Este parásito es el causante de la hidatidosis, la cual puede causar cisticercosis intestinal. Entre otros nematodos que infestan el intestino están los siguientes:

• Lombrices
• Oxiuros
• Anquilostomas
• Gusanos filiformes
• Gusanos látigo

Cómo aliviar

Gracias a sus propiedades vermífugas, la cebolla nos ayuda a eliminar y expulsar todo tipo de parásitos intestinales. Para ello prepare una infusión hecha a base de una cebolla finamente picada y medio litro de leche. Deje reposar durante cuatro horas. Cuele y beba durante cuatro días.

Pulmonía

Esta enfermedad no siempre produce síntomas sin haber transcurrido cierto tiempo, en el cual la lesión ya ha avanzado demasiado. Este trastorno afecta la tráquea y los bronquios, así como los bronquiolos, el tejido pulmonar y la caja torácica. La cebolla cura la pulmonía gracias a sus poderes desinflamatorios y descongestionantes de las vías respiratorias.

Cómo aliviar

Prepare una infusión hecha a base de una cebolla que cortará en cruz, y medio litro de agua. Deje hervir hasta que se reduzca a la mitad, después rocíe con esencia de trementina. Masajee el pecho con este líquido. Este sencillo remedio aliviará la pulmonía.

Trastornos renales

Mediante la acción de los riñones, el organismo excreta muchos productos de desecho y mantiene el balance correcto de agua y sales. Todo trastorno renal altera estas importantes funciones. Los síntomas de estas enfermedades dependen de la causa fundamental. Son a menudo leves hasta llegar a fases tardías de la enfermedad.

Una enfermedad renal puede causar que se forme una cantidad excesiva de orina, provocando micciones más frecuentes de lo normal, conocidas como poliuria. Por el contrario, la producción de orina puede ser escasa dando lugar a micciones menos frecuentes de lo normal, llamadas oliguria. En algunas enfermedades del riñón como la nefritis aparece sangre en la orina. Otros síntomas de las enfermedades renales son el dolor abdominal agudo y el edema generalizado. Si ambos riñones dejan de funcionar totalmente, los productos de desecho se acumulan en el cuerpo e intoxican al paciente. Esto es grave y requiere atención médica urgente. Sin embargo, la cebolla, gracias a su reacción diurética sobre el organismo, cura todo tipo de trastorno renal.

Cómo aliviar

Prepare una infusión hecha a base de una cebolla finamente picada. Su jugo se vierte en un litro de leche, se deja reposar durante 4 horas. Beba como agua de tiempo hasta que desaparezcan los trastornos.

Problemas respiratorios

La cebolla cura todo tipo de problema respiratorio gracias a su poder desinflamante y descongestionante.

Cómo aliviar

Prepare una infusión hecha a base de 50 g de borraja, 50 g de malva, una manzana cortada en trozos y un litro de agua. Deje hervir. Retire del fuego y agregue una cucharada de miel de abeja, una cucharada de jugo de cebolla y el jugo de un limón. Beba preferentemente antes de ir a la cama.

Reumatismo

Enfermedad caracterizada por rigidez y dolor en los músculos y las articulaciones. La cebolla cura el reumatismo porque disminuye el ácido úrico en la sangre, alivia las molestias y los dolores tanto de las articulaciones como de los músculos.

Cómo aliviar

Machaque una cebolla. El jugo se vierte en un frasco, se le agrega alcohol de 96°. Deje macerar durante tres días agitando diariamente. Con este alcohol se frotan las partes afectadas.

Ronquera

Respiración ruidosa debida a la vibración del paladar. Puede presentarse cuando éste es invadido de mucosidad, la cual bloquea parcialmente la nariz provocando un sonido ruidoso. La cebolla astringe la mucosa permitiendo aliviar la ronquera.

Cómo aliviar

Machaque una cebolla de buen tamaño. Su jugo se mezcla con medio vaso de agua. Beba diariamente en ayunas. Además de ingerir grandes cantidades de cebolla, preferentemente cruda.

Roña

Infección cutánea producida por ácaros. El ácaro hembra se introduce debajo de la piel y pone huevos que dan lugar a larvas que maduran y se aparean, las hembras forman nidos en forma de túnel. El cuerpo de la víctima presenta una reacción alérgica en forma de erupción cutánea causando comezón, dolor y ardor.

Cómo aliviar

La cebolla elimina la roña por completo gracias a sus poderes desinfectantes. Sólo tiene que machacar una cebolla y colocarla en las partes afectadas dos veces al día, hasta que desaparezca.

Sarampión

El sarampión es una enfermedad vírica altamente contagiosa, cuyos síntomas son fiebre alta y una erupción característica. Aparece más frecuentemente antes de la adolescencia y una vez padecida confiere inmunidad para toda la vida, el periodo de incubación es de entre 8 y 14

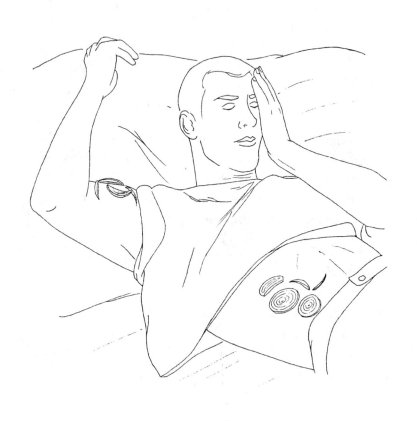

días y la enfermedad es contagiosa a partir de 4 días antes de que aparece la erupción y 5 días después; el periodo de cuarentena es de 14 días a contar desde el último día del contacto con un enfermo.

Inicialmente aparece dolor de garganta, goteo nasal y tos, además de fiebre que puede alcanzar los 40°C. Estos síntomas duran por lo general 4 días.

Cómo aliviar

Prepare una infusión a base de una cebolla finamente picada y un cuarto de agua. Deje hervir durante unos minutos. Aparte del fuego y deje enfriar. Agregue el jugo de 8 limones y endulce si así lo desea con piloncillo. Déle al enfermo una cucharada cada 2 horas de esta infusión hasta que el sarampión haya desaparecido.

Tos

Acción mediante la cual se despeja una zona irritada de los pulmones y la garganta. Es un síntoma común de varias enfermedades como el resfriado, la gripe o ciertos cuadros respiratorios sin importancia, pero puede también acompañar a las enfermedades graves del pulmón o del corazón.

Cualquier tos que dure más de 4 días debe consultarse al médico. La cebolla puede ser útil para aliviar cualquier tipo de tos, ya sea seca o con flemas, gracias a su poder descongestionante.

Cómo aliviar

Corte finamente una cebolla de buen tamaño, colóquela en un plato hondo, agregue 2 cucharadas de azúcar morena. Deje reposar; el jugo resultante se toma cada hora en dosis de una cucharada, hasta que la tos desaparezca.

Tosferina

Enfermedad infecciosa del tracto respiratorio. El causante es un microorganismo llamado *bordetella pertussis*, que es transportado en gotas microscópicas por el aire. La enfermedad es más común durante la infancia, siendo el periodo de incubación de 10 a 21 días y extendiéndose el periodo infeccioso desde el inicio de los síntomas hasta 3 semanas después del comienzo de la etapa paroxística.

Las tres fases de la enfermedad dan comienzo con la fase catarral. El paciente desarrolla síntomas de resfriado común, fiebre ligera, estornudos, rinitis, irritabilidad, pérdida del apetito y una tos seca cuya violencia aumenta al cabo de 2 semanas, presentándose entonces como una serie de toses cortas seguidas de una larga inspiración forzada durante la cual se escucha el llamado "gallo" característico.

La tos muy intensa puede causar hemorragias en las membranas de la nariz y los ojos; asimismo, puede aparecer parálisis espástica como resultado de una hemorragia cerebral.

Cómo aliviar

Prepare el mismo remedio de la tos y tome una cucharada cada media hora.

Tuberculosis

Enfermedad infecciosa causada ligeramente por una bacteria de nombre *licobacterium tuberculosis*. La infección puede provenir de la inhalación de gotitas diminutas del esputo infectado, o de la ingestión de leche infectada. Si la persona infectada no está inmunizada, la bacteria crece libremente dentro del cuerpo y se extiende desde los pulmones a otras partes del aparato respiratorio. Algunas veces el paciente desarrolla la inmunidad y las bacterias dejan de extenderse por el cuerpo. En una fase posterior, la capa protectora de tejido puede romperse como consecuencia del desarrollo de otro trastorno que puede aparecer en las personas de edad avanzada.

Los síntomas de la tuberculosis brotan cuando la inmunidad del cuerpo no se desarrolla con rapidez, impidiendo que la infección se extienda a diversas partes del cuerpo. En los niños los síntomas de la tuberculosis suelen ser diferentes a los de los adultos, siendo los principales: fiebre, pérdida de peso e hinchazón de los ganglios linfáticos.

Cómo aliviar

El tratamiento se divide en dos pasos:

1. Licue una cebolla y escurra. El jugo resultante se toma cada hora en dosis de una cucharada.
2. Pique finamente una cebolla, sazone con el jugo de 2 limones y una cucharada de aceite de oliva. Ingiera tres veces al día esta preparación.

Várices

Venas anormalmente dilatadas y sinuosas son consecuencia de un aumento de la presión sanguínea y de lesión o ausencia de las válvulas.

Las várices suelen observarse particularmente en las piernas, pero también pueden producirse alrededor del ano causando hemorroides, alrededor de los testículos o en la vagina. Los enfermos de cirrosis presentan a veces venas varicosas en el extremo inferior del esófago.

El síntoma más frecuente es el aspecto de la vena afectada que presenta un color azulado, además de ser pronunciada. Las várices superficiales son bastante evidentes.

Cómo aliviar

Machaque una cebolla y coloque en las partes afectadas; envuelva con una venda; ésta debe quedar floja. Deje actuar toda la noche y al día siguiente enjuague con agua fría.

Trastornos de la vejiga

Algunos trastornos que afectan a la vejiga generalmente causan inflamación, sangre en la orina, piedras e inflamación del conducto urinario. Entre los trastornos más comunes se encuentran:

- Problemas de próstata
- Cistitis
- Incontinencia
- Uretritis
- Cálculos
- Tumores circundantes

Cómo aliviar

Gracias a su poder descongestionante y diurético, la cebolla alivia todos los trastornos de la vejiga. Sólo tiene que machacar una cebolla y agregarle un litro de leche. Deje reposar cuatro horas y beba un vaso antes de cada alimento.

Viruela

Enfermedad infecciosa que aparece en dos formas: viruela mayor y viruela menor. Produce erupciones cutáneas similares a ampollas, que después de curarse dejan cicatrices. El 15% de pacientes con viruela mueren. La enfermedad se transmite por contacto directo con un paciente o por contacto con ropa contaminada.

El paciente sufre fiebre intensa, dolor de cabeza, escalofríos y frecuentemente dolores musculares y vómitos. Después del segundo día aparecen sobre la cara pequeñas manchas rosadas que al cabo de 24 horas cubren todo el cuerpo, las manchas se transforman en ampollas llenas de un líquido claro que al cabo de 3 días se convierte en pus.

La mortalidad suele ser más alta en niños y personas de edad avanzada. Entre las complicaciones posibles se encuentra la neumonía, la sinusitis y la otitis media.

Cómo aliviar

Prepare una infusión con una cebolla rebanada y un cuarto de litro de agua. Deje hervir durante 5 minutos, retire del fuego, deje enfriar y añada el jugo de 5 limones. Tome una cucharada de esta infusión cada 2 horas hasta que la enfermedad desaparezca.

Prevención del cáncer

La cebolla no sólo sirve para proporcionar nutrientes, pues quien la come cruda y en abundancia está inmunizado contra muchas enfermedades, el cáncer entre ellas.

El cáncer es un tumor o úlcera maligno que casi siempre ocasiona la muerte, destruyendo los tejidos orgánicos.

Nunca se sabe cuándo empieza a desarrollarse esta enfermedad. De vez en cuando hay algunos síntomas precursores, pero la mayoría de las veces se desarrolla sin manifestarse. Parece ser que también intervienen los errores dietéticos, principalmente en una mesa provista de carnes, grasas y golosinas de toda clase.

El cáncer puede desarrollarse en los órganos más diversos del organismo, siendo los más frecuentemente atacados:

- Hígado
- Matriz
- Garganta
- Pulmón

- Piel
- Estómago

Pese a que todavía se ignora la esencia íntima del cáncer y por tanto su tratamiento no es totalmente certero, hoy en día existe la posibilidad de evitar la enfermedad, que causa muchas muertes.

Detectar este padecimiento demasiado tarde después de que se ha expandido es el mayor problema. A continuación mencionamos siete señales de aviso:

1. Derrame de sangre.
2. Una úlcera o lesión cutánea que nunca se cura.
3. Indigestión o dificultad al comer.
4. Un bulto o dureza en el pecho o cualquier otra parte.
5. Ronquera o tos.
6. Cambio en el aspecto de una verruga o lunar.
7. Cambio en las funciones intestinales o de la vejiga.

Si cualquiera de estas anomalías persiste por más de 2 semanas, hay que acudir al médico en seguida y comprobar si se trata de cáncer.

Todos los cánceres pueden curarse, siempre y cuando se detecten a tiempo y se destruyan todas las células cancerosas en el cuerpo del paciente infectado. Para un paciente el único proceso para curarse es procurar que la naturaleza se ocupe de ello; así pues, un buen tratamiento fisiatra, bajo la dirección de un experto médico, que recomendará al enfermo la dieta frugívora que más le convenga, es lo más indicado en estos casos.

Cabe destacar que la cebolla, comida diariamente y en grandes cantidades, combate el cáncer y la leucemia. En principio, hay que eliminar totalmente todos los alimentos tóxicos.

La cura del cáncer consiste en vida al aire libre, baños de sol, compresas de agua con limón y una dieta apropiada de frutas y ensaladas con abundante cebolla cruda.

La cebolla y el corazón

Existen diez factores que pueden influir para bien o para mal en el desarrollo de las enfermedades del corazón, los cuales son:

- Herencia
- Edad
- Sexo
- Exceso de peso
- Presión sanguínea
- Esfuerzo
- Colesterol
- Sueño
- Tabaco
- Falta de ejercicio

De estos diez factores hay tres que son incontrolables:

1. La herencia
2. La edad
3. El sexo

Los otros siete factores restantes pueden ser fácilmente controlables. Para la curación de las enfermedades del corazón se impone la necesidad de un régimen alimenticio vegetariano.

En las enfermedades crónicas, el régimen es de gran eficacia y obligado. Y si a la vez hay presión alta o mala depuración de la sangre, el régimen deberá combinarse con predominio de cebolla cruda para que al mismo tiempo favorezca el corazón, las arterias y los riñones.

Actualmente se consigue, en muchos casos, que un corazón con lesiones conserve su poder de impulsar debidamente la sangre, permitiendo a la persona dedicarse a sus ocupaciones y actividades normales.

Sin embargo, para adquirir y conservar esto, el paciente debe someterse a lo siguiente:

1. A un régimen alimenticio natural en el que abunde la cebolla.

2. Al empleo de los agentes naturales y gimnasia moderada (algún ejercicio).

Cuando la compensación no puede lograrse de un modo perfecto, bien por el estado del enfermo o por la índole de la enfermedad, la dieta siempre ayudará a mejorar el estado general del paciente y evitará que la enfermedad cardiaca avance. Para ello le recomendamos:

Una alimentación natural

La cebolla resulta muy eficaz si se consume como alimento o en té; es de un gran efecto desinflamatorio y tiene un poder emoliente y diurético.

Todo régimen que haya de ser eficaz en las enfermedades del corazón deberá cumplir las siguientes condiciones fundamentales:

1. *Reducción.* Reduzca la cantidad de alimentos y consuma poco líquido para evitar la sobrecarga de la circulación.

2. *Equilibrio.* Proporcione la suficiente nutrición y la energía necesaria para las actividades que la importancia de la enfermedad permita al enfermo.

3. *Evitar alimentos copiosos.* Deben ser alimentos que no aumenten la resistencia a la circulación ni a la fatiga en el estómago, corazón o riñones. De fácil digestión como la cebolla y que no conduzcan a diarreas, vómitos, estreñimiento, digestión lenta, etcétera.

4. *Alimentación libre de sustancias irritantes.* Como el chile, el exceso de condimentos, etcétera.

5. *Procure consumir sustancias que fortalezcan.* Como son los hidratos de carbono, frutas secas, fruta fresca, pan integral, etcétera.

Además de estas indicaciones, la alimentación de la persona que padece trastornos cardiacos debe ser natural; es decir, nula en sal y muy rica en jugos de frutas y vegetales, especialmente el limón, naranjas, cebollas y frutos ácidos.

Debe tener en cuenta que la cebolla cruda o cocida es completamente inofensiva para el cuerpo y en las diferentes enfermedades no tiene ninguna contraindicación.

De esta manera, tenemos que la cebolla es un gran depurativo de la sangre y el mejor generador de materias orgánicas. Su caldo es sedante, calmante del sistema nervioso, muy diurético y tonificante.

A continuación le daremos la receta del profesor N. Capo para preparar una sopa de cebolla:

Ingredientes:

4 cebollas blancas de buen tamaño
un litro de agua
sal al gusto

Cómo preparar:

1. Ponga el agua a hervir.
2. Cuando esté a punto de ebullición, vaya añadiendo poco a poco la cebolla en rodajas.
3. Sazone con sal y deje hervir tapando la olla hasta que la cebolla quede bien cocida.

Además de ser útil en la dieta diaria para las personas que padecen del corazón, esta sopa es ideal en los siguientes casos:

- Para los niños y ancianos que acaban de ir al dentista y no pueden masticar bien.
- Sirve para desintoxicar el cuerpo de sustancias nocivas como la droga, el tabaco, el alcohol, etcétera.
- Ideal para personas con diarrea, nefritis, nervios, inapetentes, estreñidos, hepáticos, reumáticos, pleuríticos y acidificados.
- Calma la sed. Mantiene el cabello y las uñas fortificados.

Combata la obesidad

Parece ser que la confección de dietas es algo que no termina nunca. Recuerde que aunque sólo se tengan 2 kilos y medio por encima del peso normal, ya se está adentrando en el terreno del sobrepeso.

Y si se tiene un 25% por encima del peso normal, la situación es grave y necesita la ayuda inmediata de un médico. Se llama obesidad al exagerado desarrollo de grasa en el organismo; se deposita especialmente en el tejido conjuntivo subcutáneo.

Es un error suponer que solamente se debe a una alimentación rica en cuerpos grasos, pues una parte de la grasa de nuestro cuerpo proviene del azúcar, los feculentos y de la carne, si se consumen en cantidad excesiva.

Generalmente se presenta en la edad adulta. La obesidad es más frecuente en la mujer que en el hombre, particularmente en la edad crítica. Aparece muchas veces después del matrimonio y de haber dado a luz.

Un régimen semicrudívoro con abundante cebolla y el ejercicio moderado queman las grasas. Tomando en cuenta que desempeñan un gran papel en la génesis de la obesidad, la obsesiva y funesta alimentación, la vida sedentaria y el sueño prolongado.

El origen de la obesidad en algunas personas se genera cuando se tienen pesares profundos y emociones morales deprimentes. Favorecen también la obesidad el estreñimiento y la dispepsia.

Al menor esfuerzo el obeso se sofoca y su corazón se fatiga. La función genital decae y llama la atención del enfermo, sobre todo si esa apatía sexual no está en relación con la edad.

Con frecuencia se observa una exageración de la emotividad. A menudo se observa viscosidad de la sangre, sobrecarga grasosa del corazón, hemorroides y plétora abdominal. En la mujer, además, se refleja en trastornos menstruales.

La piel presenta poca vitalidad y está predispuesta a diversas erupciones. La obesidad suele localizarse al principio en la región abdominal, debajo de la barba y en la nuca, modificando el aspecto exterior del enfermo, cuyo peso es casi siempre superior al de una persona sana de la misma edad y estatura.

Una dieta a base de caldo oxidante, caldo emoliente, en ensaladas con mucha lechuga, cebolla cruda, ajo, jugo de limón y frutas jugosas curarán al enfermo.

Se combatirá el estreñimiento comiendo mucha cebolla cruda y asada y se evitará, sobre todo, la ingesta excesiva.

En la cura de la obesidad, además de seguir una alimentación totalmente vegetariana, tiene una gran importancia una amplia función respiratoria al aire libre, así como un ejercicio muscular diario y progresivo sin llegar a la fatiga.

Recetas ideales para mantener este régimen

En la actualidad ha quedado patente la diferencia que existe en cuanto a salud y longevidad se refiere entre aquellas personas que siguen una alimentación anticuada y malsana, y las que adoptan una alimentación natural, rica en sustancias vitales.

Este último grupo de personas, es decir, los seguidores del naturismo, pueden disfrutar durante largos años de todos los placeres sanos que brinda una vida higiénica y ordenada.

Aparte de su mayor o menor valor nutritivo, cada alimento natural cuenta con unas propiedades características y muy valiosas para la salud. Éste es el caso de la cebolla, que tantos males cura.

ENSALADA CON CEBOLLA

Ingredientes:

una lechuga
2 cebollas crudas
2 zanahorias
12 aceitunas
el jugo de un limón
una cucharada de aceite de oliva
10 gramos de almendras
10 gramos de avellanas
10 gramos de nueces

Cómo preparar:

1. Lave y corte en trozos todos los ingredientes, de preferencia con la mano para evitar que se oxiden.
2. Coloque en una ensaladera, aderece con el aceite y el jugo de limón.
3. Por último pique las almendras, avellanas y nueces. Espolvoree sobre la ensalada.

ENSALADA VARIADA

Ingredientes:

3 escarolas tiernas
2 cebollas
2 zanahorias
4 tomates rojos
10 rabanitos
2 dientes de ajo desmenuzados
una cucharada de aceite de oliva
150 gramos de almendras

Cómo preparar:

1. Lave y corte las escarolas en trozos, añadiéndole las 2 cebollas crudas en rodajas.
2. Pique las zanahorias a lo largo y corte los tomates en gajos.
3. Corte los rabanitos en rebanadas delgadas.
4. Coloque todo en una ensaladera, vierta el ajo y las almendras.
5. Por último sazone con el aceite de oliva.

ENSALADA DE ALCACHOFAS CON PAPAS

Ingredientes:

8 alcachofas cocidas
2 cebollas grandes en rodajas
2 zanahorias
2 tomates rojos
3 dientes de ajo finamente picados
10 aceitunas
1 kilo de papas de preferencia cambray
50 gramos de almendras peladas

Cómo preparar:

1. Tome las partes más tiernas de las alcachofas, lave y pique finamente.
2. Añada las cebollas, las zanahorias ralladas, los tomates pelados y picados, los ajos, las aceitunas.
3. Coloque todo en una ensaladera, sazone con el aceite.
4. Aparte, ponga a cocer las papas. Pélelas y añada a la ensaladera.
5. Por último, agregue las almendras fileteadas.

Ensalada de cebolla con papas

Ingredientes:

1 kilo de papas cambray
4 cebollas
3 zanahorias
8 rabanitos

Cómo preparar::

1. Pele las papas. Aparte, limpie las cebollas y trócelas.
2. Corte las zanahorias y los rábanos en rodajas.
3. Coloque todo en una vaporera y deje cocer.
4. Beba el agua resultante de esta cocción.

Ensalada de arroz con cebolla

Ingredientes:

200 gramos de arroz
2 zanahorias
2 cebollas grandes

Cómo preparar:

1. Ponga a hervir el arroz en 2 litros de agua, con las cebollas finamente picadas y las zanahorias cortadas.
2. Remueva hasta que levante el hervor. Deje a fuego lento durante 30 minutos.
3. Acompañe con ensaladas.

ENSALADA DE CEBOLLAS ASADAS AL HORNO

Ingredientes:

8 cebollas valencianas
2 zanahorias
5 hojas de lechuga
15 aceitunas
una cucharada de aceite de oliva
el jugo de un limón

Cómo preparar:

1. Meta al horno las cebollas sin pelar por 15 minutos. Saque, pele y pique.
2. Añádales las zanahorias cortadas a lo largo, las hojas de lechuga y las aceitunas picadas.
3. Mezcle todo bien y sazone con el aceite y el jugo de limón.

ENSALADA DE HORTALIZAS

Ingredientes:

250 gramos de repollo verde
250 gramos de col
250 gramos de acelgas
250 gramos de espinacas
una coliflor chica
250 gramos de brócoli
250 gramos de borraja
un manojo de hinojo
una cucharada de aceite de oliva
2 litros de agua

Cómo preparar:

1. Lave y pique finamente todos los ingredientes.
2. Coloque todo en el agua y deje cocer. Cuele y beba el caldo resultante antes de consumir las verduras.

ENSALADA DE CALABAZAS

Ingredientes:

500 gramos de calabazas
2 cebollas grandes
2 zanahorias
5 hojas de repollo verde
un chorrito de aceite de oliva
2 dientes de ajo finamente picados
10 aceitunas
el jugo de un limón
un tomate rojo

Cómo preparar:

1. Pele y pique las calabazas, agregue las cebollas en rodajas, las zanahorias ralladas y las hojas de repollo finamente picadas.
2. Ponga todo a cocer en una sartén con poco aceite.
3. Una vez cocido, se adereza con el ajo, las aceitunas, el jugo de limón y el tomate rojo en gajos.

CALDO RACIONAL

Ingredientes:

2 zanahorias
2 remolachas

3 cebollas
3 nabos
3 tomates rojos
una calabaza
2 dientes de ajo finamente picados
5 hojas de perejil picado
un pimiento verde
una hoja de apio
un repollo verde
10 hojas de espinacas
5 borrajas
3 papas (opcional)

Cómo preparar:

1. Ponga a hervir 3 litros de agua con un chorro de aceite.
2. Agregue los ingredientes en trozos excepto la papa, la cebolla y el ajo. Cuando todo esté a medio cocer, incorpore las papas, y cuando estén cocidas se sirve el caldo, para consumirlo caliente.
3. Por último, agregue cebolla cruda a cada plato y los dientes de ajo.

SOPA DE CEBOLLA AL AJO

Ingredientes:

6 cebollas
6 dientes de ajo gruesos
una rama de orégano
un chorrito de aceite de oliva
un cuarto de taza de jugo de tomate rojo
el jugo de un limón

Cómo preparar:

1. Limpie las cebollas y corte en trozos pequeños.
2. Viértalos en un litro de agua hirviendo en una cazuela de barro.
3. Agregue los ajos fileteados y la rama de orégano. Deje hervir durante 15 minutos.
4. Retire del fuego, agregue el jugo de tomate y el de limón en cada plato que sirva.

SOPA FORTIFICANTE

Ingredientes:

6 cebollas
6 dientes de ajo fileteados
una rama de orégano
una cucharada de aceite de oliva
el jugo de un tomate rojo
el jugo de un limón

Cómo preparar:

1. Limpie las cebollas y corte en rodajas.
2. Ponga a hervir junto con un litro de agua y el aceite.
3. Agregue el resto de los ingredientes a excepción de los jugos.
4. Retire del fuego y por cada plato que sirva. Ponga esas medidas de jugo.

Sofritos de cebolla

Ingredientes:

6 cebollas
3 zanahorias
3 dientes de ajo
una remolacha
5 hojas de perejil
un pimiento morrón
15 setas
3 tomates rojos
250 gramos de repollo verde
200 gramos de tallarines o macarrones

Cómo preparar:

1. En una cacerola ponga a freír las cebollas finamente picadas.
2. Añada el resto de los ingredientes finamente picados a excepción de las setas, los tomates y los tallarines.
3. Cuando todo esté dorado, se le añaden las setas picadas y los tomates pelados y picados.
4. Vierta agua lo suficiente como para permitir la cocción completa. Deje hervir durante una hora.
5. Agregue tallarines o macarrones al gusto.

Salsa cruda de cebolla

Ingredientes:

3 zanahorias
2 nabos tiernos

3 rabanitos

2 remolachas

3 tomates

10 aceitunas sin hueso

3 cebollas

2 dientes de ajo

5 hojas de perejil ·

una cucharada de aceite de oliva

Cómo preparar:

1. Ralle las zanahorias, los rábanos, los nabos y las remolachas.
2. Aparte, pele y pique los tomates, aceitunas, cebollas
   y los dientes de ajo.
3. Corte las hojas de perejil.
4. Coloque todo en una ensaladera, mezcle bien y sazone con aceite.

CEBOLLAS RELLENAS

Ingredientes:

8 cebollas grandes

200 gramos de arroz

60 gramos de tallarines

2 papas hechas puré

2 zanahorias

Cómo preparar:

1. Quíteles el corazón a las cebollas.
2. Prepare un sofrito con los demás ingredientes.

3. Rellene con esto las cebollas.
4. Añada el puré de papas.
5. Ponga a cocer la pasta y use como segundo relleno.
6. Lleve al horno las cebollas ya rellenas. Deje 15 minutos a 180°.
7. Por último se sirven con una base de lechuga finamente picada.

Todas estas recetas se acompañan con pescado o pollo asado.

Controle hemorragias causadas por heridas

La hemorragia de origen arterial se caracteriza por la salida pulsátil de sangre por la herida y de color rojo vivo. Cuando la hemorragia procede de una vena, la sangre es más oscura y fluye de manera uniforme. En caso de hemorragia interna, es clave conocer los síntomas generales que sirven tanto para las hemorragias externas como internas:

- Palidez.
- Piel fría.
- Piel viscosa.
- Pulso débil y rápido.
- Respiración poco profunda y rápida.

Además, la víctima se siente a veces desfallecer, o incluso llega a perder el conocimiento. Una hemorragia interna es sumamente grave. Es imprescindible conseguir asistencia médica urgente. No le dé al paciente comida ni bebida alguna, sobre todo si las hemorragias son internas.

Nuestro objetivo es controlar la hemorragia para que la víctima pueda resistir mientras llega la ayuda de un profesional.

Es importante saber que si la víctima sangra por una vena, debe localizar el punto de hemorragia. Aplique una presión continua durante 10 minutos para que la sangre tenga tiempo de coagularse. Si dispone de una prenda limpia, aplíquela para detener la hemorragia. Si está consciente, debe levantarle las piernas para reducir los efectos del shock. Observe el pulso y la respiración de la víctima en todo momento.

Si la víctima ha sido apuñalada y el arma se encuentra todavía en la herida, no la saque. Si existe una herida abierta en el tórax, cúbrala para evitar la entrada de aire y aplique el tratamiento descrito en seguida.

Cómo aliviar:

1. Aplique jugo de limón directamente en la herida, esto hará un efecto de costra y detendrá la hemorragia. A continuación extraiga la piel de 2 cebollas (es la membrana delgada que tienen las cebollas), cubra completamente la herida con ellas haciendo presión; procure colocar al menos 3 capas de esa piel.
2. Corte por la mitad una cebolla picosa. El jugo que suelte se debe colocar directamente en la herida. A continuación coloque la piel de 3 cebollas a modo de gasas para evitar que la herida vuelva a sangrar.

Estos remedios son ideales también para las cortaduras menores.

Para aliviar celulitis y estrías

Cuando se habla de belleza, el punto obligado por tocar es la piel, ya que ésta es el órgano más grande que tenemos, el que nos cubre de los pies a la cabeza, el que nos protege de las inclemencias del tiempo, de las agresiones del medio ambiente y de tantas cosas más. Pero también es el que refleja, como si fuera un espejo, nuestro estado de salud y nuestra personalidad.

Cuando observamos una piel sana, limpia, radiante y suave, podemos darnos cuenta de que se trata de una persona que se alimenta bien, se preocupa por sentirse y verse mejor; se cuida, le da atención a su cuerpo y en pocas palabras, se quiere y respeta.

En cambio, una piel áspera, opaca, sin brillo y nada lozana, nos habla de alguien que no pone atención a su cuerpo, a su imagen y lo que es peor, a su salud.

Para que pueda darle los cuidados que requiere, es básico que la conozca. La piel está compuesta por dos capas:

1. La dermis
2. La epidermis

La dermis

En la dermis, la capa más profunda, se encuentra un conjunto de células y fibras que son las responsables de la consistencia, elasticidad y edad de la piel, compuesta principalmente por colágeno y elastina, además de que ahí también están los nervios, vasos sanguíneos, las glándulas y las estructuras musculares.

La epidermis

Es la capa externa. Ahí se encuentran las células que se reproducen constantemente y dan origen a la piel nuevamente. La capa externa de la epidermis se llama estrato córneo y justamente ahí es donde se depositan las células muertas que se van desprendiendo. Si a su piel le falta hidratación y humectación, las células dejan de reproducirse a la velocidad requerida; esta capa se vuelve cada vez más gruesa y por tanto, se marcan más las líneas de expresión, se acumulan las impurezas, se forman puntos negros en general, y da un efecto opaco y sin vida.

Existen dos enemigos de la piel, sobre todo en las mujeres:

1. La celulitis.
2. Las estrías.

La celulitis

Es el enemigo número uno de la mujer. La celulitis no respeta edad, complexión ni nada; hay muchas personas que están muy delgadas y padecen este terrible mal. Casos como ésos vemos por todos lados, y lo peor es que hay muchas personas a quienes les afecta mucho padecer este mal, al grado de no querer mostrar ninguna parte del cuerpo.

Para luchar contra el enemigo, no se debe aplicar el dicho "si no puedes con él, únetele". No, lo que se debe hacer es documentarse, conocer y saber cómo evitarlo y combatirlo.

Es difícil evitar la celulitis, ya que se trata de algo inherente a la mujer; a eso se debe el alto número que la padecen. Sin embargo, es de gran ayuda seguir una dieta balanceada y practicar ejercicio de manera regular, como caminar media hora tres veces por semana, andar en bicicleta o realizar 20 minutos diarios de alguna rutina física, incluso utilizando pesas ligeras para fortalecer y tonificar los músculos. El masaje es básico, pues activa la circulación favoreciendo la pérdida de agua, disminuyendo la inflamación y desalojando las toxinas.

Nunca se debe olvidar tomar un mínimo de 8 vasos de agua al día, comer mucha fibra, cereales, vegetales como: col, espinacas, pimientos, hongos, cebollas y legumbres como garbanzos y frijoles.

Debe hacer un gran esfuerzo para disminuir el consumo de sal, para evitar la retención de líquidos y, en la medida de lo posible, suprimir la cafeína, el alcohol y el tabaco.

Recuerde que la "lipodistrofia", comúnmente conocida como celulitis, son cúmulos de grasa ocasionados por una disfunción del metabolismo de los lípidos, dando la apariencia de piel de naranja, la cual se hace más evidente al desorganizarse las fibras de colágeno y perderse la elastina de la piel.

Para poder hacer frente a los problemas que provoca la celulitis, se requiere, además de lo que ya se mencionó, una gran ayuda:

Cómo aliviar:

1. Enjuague las áreas afectadas con agua fría.
2. Corte por la mitad una cebolla morada o blanca muy picosa o las que sea necesario.
3. Corte un limón por la mitad y sin extraer el jugo reserve.
4. Unte el jugo de limón en las partes afectadas.
5. Dé un masaje circular con la cebolla friccionando fuertemente.
6. Use la mitad de una cebolla por zona.
7. Al terminar, deje que actúe toda la noche.
8. Antes de enjuagar coloque rodajas de papa cruda.
9. Deje actuar durante 30 minutos y retire.
10. Enjuague con agua tibia o el baño normal, procurando que el agua no esté muy caliente.

Debe tomar en cuenta que:

- La celulitis es un mal de carácter sexual secundario de la mujer, que se distingue por un aumento en número y volumen de adipositos que se agrupan en zonas específicas del cuerpo.
- Los adipositos son células extremadamente elásticas que hacen que la figura aumente hasta cincuenta veces la talla normal debido a una gran acumulación de lípidos agrupados en la cintura, caderas, muslos y rodillas, provocando la piel de naranja debida a una desorganización de las fibras cutáneas.
- 9 de cada 10 mujeres padecen celulitis en algún grado.
- La mala alimentación, el cansancio y el estrés agravan el problema.
- En las mujeres, la grasa representa el 20 o 25% de su peso, mientras que en los hombres es de un 10 a 15%. Esta grasa se acumula en la parte baja del cuerpo.

Muchas veces creemos que las estrías son un problema exclusivo de las señoras que se embarazan y tienen hijos. No hay nada más alejado de la realidad. Las estrías pueden presentarse a cualquier edad y no se necesita del embarazo para tenerlas marcadas en la piel.

Basta con que se tenga un desequilibrio hormonal con el consabido aumento o disminución de peso para que las delicadas fibras que componen el cemento intercelular de la piel se rompan, con la consiguiente cicatriz en el cuerpo. Con el estira y afloja, subir y bajar de peso, se propician las estrías en la piel, ya que no hacen más que estar en círculo vicioso; ésta es la parte más perjudicada, ya que se agrieta en algunas partes dando como resultado esas horribles marcas.

Las estrías atraviesan de un lado a otro caderas, estómago, el busto, las chaparreras, las pompas y los brazos, con singular alegría. Generalmente se presentan en forma de pequeñas cicatrices que se entrecruzan unas con otras y que cambian de tono según su antigüedad; van desde líneas rosadas hasta blancas, pasando por las café oscuro.

Consejos prácticos

Ya hemos visto todas las propiedades y la cantidad interminable de enfermedades que se pueden prevenir y curar gracias a este pequeño tubérculo, pero le impresionarán aún más los pequeños grandes consejos que le damos a continuación:

- Para eliminar los puntos negros de la piel sólo tiene que cortar una cebolla por la mitad, frotar con ésta las partes afectadas. Al terminar coloque el jugo extraído de un limón, deje actuar 15 minutos y enjuague con agua tibia. Realice dos veces por semana.

- Para unos pies de modelo, esta parte del cuerpo requiere de un cuidado especial, sobre todo cuando están ásperos. Para combatir este problema sólo tiene que partir una cebolla a la mitad, haga un agujero en el centro y rellene con sal. Deje reposar 3 horas y frote las zonas más duras con el líquido que salga. Si quiere obtener mejores resultados, unte crema hidratante.

- Contra el mal olor. Coloque media cebolla sujetada con cinta adhesiva sobre las partes que quiere

aromatizar, como pueden ser: el interior del refri-
gerador, un cajón, la alacena, etc. Cuando seque la
ce-bolla retire y repita la operación.

- Para afilar las tijeras. Corte una cebolla a la mitad,
frote con ésta las partes filosas de las tijeras (aunque estén oxidadas), tállelas fuertemente. Posteriormente limpie con un trapo. Notará que es increíble
pero recuperarán su filo.

- Para mantener el tono dorado de su cabello. Si usted
es rubia, su cabello quedará no sólo brillante sino
sedoso y con reflejos dorados; sólo tiene que poner
a cocer 8 rabos de cebolla en medio litro de agua,
cuele la infusión y enjuague el cabello. En pocos
días verá los resultados.

- Para eliminar el mal olor de una habitación, sólo
tiene que colocar una bandeja con un cuarto de
vinagre de manzana y la mitad de una cebolla. Si
quiere que este efecto sea más rápido, coloque una
bandeja en cada esquina.

- Para eliminar la resequedad del cuero cabelludo,
sólo tiene que machacar una cebolla y colocarla en
la parte afectada. Deje actuar durante 15 minutos y
enjuague o dé el baño habitual.

- Para los dolores de garganta, sólo tiene que cortar
3 cebollas, coloque en un plato y agregue 250 gramos de azúcar morena. Deje reposar 5 horas. Del
jugo resultante tome una cucharada cada 3 horas
hasta que desaparezcan las molestias.

- 20 minutos antes de afeitarse friccione la cara con
jugo de cebolla. Esto le dará buenos resultados.

- Si quiere tener un bigote largo y radiante, sólo tiene que frotar diariamente antes de ir a la cama esta

zona con media cebolla. Al día siguiente enjuague con agua fría.

- Para evitar que la carne se pegue, sobre todo en el asador o la plancha, frote una mitad de cebolla cuando éstos estén calentando.

- Para darles un mejor sabor a las carnes asadas, sólo tiene que ponerles, una hora antes de cocinarlas, rodajas de cebolla, un chorro de aceite de oliva y una pizca de tomillo.

- Cuando prepare puré de papa, guarde un poco y coloque en las manos como si se tratara de una mascarilla; deje actuar durante 10 minutos. Por último frote con una mitad de cebolla y jugo de limón. Esto le ayudará a que las manos luzcan blancas y suaves. De preferencia realice por las noches, ya que el limón podría manchar la piel si se expone al sol.

- Para un mejor bronceado, acostúmbrese a tomar cada mañana un vaso de jugo de zanahoria con el jugo de un limón y una cucharada de jugo de cebolla. Además de obtener un mejor bronceado, su piel tendrá un aspecto lozano.

¿Cómo preparar la cebolla?

La cebolla cruda es reconocida hoy como un producto medicinal extraordinario, además de ser el mejor condimento en todas las ensaladas.

La mejor forma de administrar la cebolla es en su estado natural, por tener de esta forma su máxima eficacia, y asimismo posee en estado fresco intactas sus valiosas riquezas vitamínicas. Ya cocida pierde parte de sus propiedades, especialmente la de ser excitante. Sin embargo, cruda o cocida, pocos la aceptan por su escandaloso olor, como el del ajo, pues dejan un penetrante aroma en quien los consume. Por ello es importante conocer diferentes maneras de preparación.

1. Puede cortar o remojar la cebolla en agua destilada; de esta manera obtendrá el mejor alivio para los ojos y la piel alterada.
2. Puede extraer el jugo de cebolla, el cual es muy recomendable para la inflamación de la garganta y los bronquios: debe rallar la cebolla y colar después el zumo, que se tomará con un poco de agua y limón. Es un eficaz expectorante.

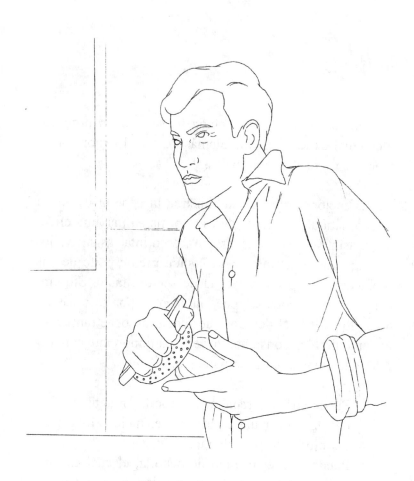

3. Puede hervir la cebolla con caldo de pollo, el cual es ideal con el jugo de un limón.

4. Puede endulzar la cebolla con miel de abeja, de esta manera tratará la obesidad al mismo tiempo que alivia problemas respiratorios, sin que su sabor le afecte.

5. La cebolla asada se puede endulzar con una cucharada de miel, esto lo puede consumir, o colocar en furúnculos, para que éstos se alivien de manera rápida.

6. O si lo prefiere, puede preparar un vino de cebolla: deje macerar 2 cebollas cortadas en rodajas en un litro de vino blanco durante una semana, posteriormente añada 100 gramos de miel blanca líquida. Consuma como más lo prefiera.

7. La cebolla es la maravilla curativa doméstica. Y un buen caldo de cebolla es hoy un remedio con más valor nutritivo que el clásico caldo de gallina. A continuación le damos la mejor receta de caldo de cebolla. Estamos seguros de que le encantará.

Ingredientes:

250 gramos de cebollas frescas en rodajas
12 rebanadas de pan integral
40 gramos de harina
130 gramos de mantequilla
200 gramos de queso gruyère mantecoso
4 huevos batidos
2 vasos de vino blanco
2 vasos de caldo
una rama de perejil

el jugo de un limón
3 dientes de ajo

Cómo preparar:

1. Todos estos ingredientes se sazonan al fuego con el perejil, ajo y el jugo de limón, excepto el pan.
2. Vierta el vino y el caldo. Deje sazonar.
3. Aparte, fría el pan en trozos.
4. Por último, sirva y coloque trozos de pan frito sobre el plato.

Recuerde que es muy buena la cebolla utilizada externamente:

- Para los agudos dolores de cabeza son un eficaz remedio un par de cebollas machacadas y empapadas de vino. Coloque una cataplasma de esta mezcla en las sienes, frente o en donde más intenso sea el dolor.
- Empape un algodón con el jugo de una cebolla, coloque en el oído. Con esto calmará los dolores y zumbidos de éste.
- Unas gotas del jugo de cebolla directamente en el conducto auditivo es un remedio eficaz contra la sordera aguda o crónica.

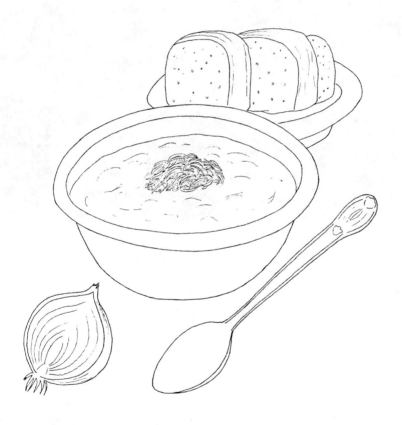

Índice

Esta obra se terminó de imprimir en los talleres de

LITOGRÁFICA TAURO S.A. Andrés Molina Enríquez no.4428

Col. Viaducto Piedad. C.P. 08200 México, D.F. en Octubre del 2010.

Tel.5519-3669 y 5519-7744. Se tiraron 1,000 ejemplares más sobrantes.